ALEXANDRE FREITAS DE CARVALHO
GUSTAVO TANAKA ZELAGA
MARCELO FRANCISCO RODRIGUES

FUTSAL

aspectos técnicos, táticos e motivacionais

CAMPINAS-SP

CPAQV

2021

Diagramação   Guanis de Barros Vilela Junior e

Ricardo Pablo Passos

Capa   Ricardo Pablo Passos

V699   Vilela Junior, Guanis de Barros, 1958-
                    FUTSAL: aspectos técnicos, táticos e motivacionais /
Alexandre Freitas de Carvalho, Gustavo Tanaka Zelaga, Marcelo
Francisco Rodrigues - 1 ed. - Campinas, Editora CPAQV, 2021.

                    71 p. 21,59 cm

                    Inclui Bibliografia.
                    ISBN 9798595079112

1. Futsal: fundamentos técnicos e introdução aos métodos de ensino dos
esportes coletivos 2. Instrumentos utilizados para a avaliação da tática 3.
Futsal: qualidade de vida e aspectos
                    I. Título.

                                                    CDD: 306.48
                                                    CDU: 796

Sumário

Apresentação

Este livro não é apenas um livro sobre Futsal, é também um livro sobre o fascínio que os esportes coletivos com bola exercem, e provavelmente, está associado à imponderabilidade do jogo, onde, apesar das regras, uma infinita gama de possibilidades de jogo são sonhadas tanto pelos jogadores em campo ou quadra, como pelos milhares de olhos da platéia presencial ou virtual.

Fruto do esforço coletivo dos alunos de mestrado e doutorado que integram o Núcleo de Pesquisas em Biomecânica Ocupacional e Qualidade de Vida (NPBOQV) da Universidade Metodista de Piracicaba – Unimep, o presente livro discute aspectos complexos inerentes ao Futsal, que nos levam a algumas indagações: como os diferentes métodos da pedagogia do esporte podem mostrar um caminho para o profissinal de Educação Física, sem impossibilitar as infinitas possibilidades que o ato pedagógico oferece? Existe evidência de uma melhor tática no futsal? Como os aspectos motivacionais e os diferentes tipos de inteligência estão presentes num jogo de futsal?

Qualquer resposta que se queira dar a estas questões, corre o risco de ser limitada, dado que em todo jogo cabe o universo. Então, este livro, pretende apenas refletir sobre as mesmas, sem a menor pretensão de esgotá-las, ou de vender a sempre equivocada ideia de verdade.

Boa leitura a todos!

Os Editores

Campinas, janeiro de 2021.

CAPÍTULO 1

Futsal: fundamentos técnicos e introdução aos métodos de ensino dos esportes coletivos

Marcelo Francisco Rodrigues
Alexandre Freiras de Carvalho
Adriano de Almeida Pereira
Gustavo Tanaka Zelaga
Ricardo Pablo Passos
Guanis de Barros Vilela Junior

Introdução

Neste capítulo, apresentaremos os fundamentos técnicos que compõem este esporte dinâmico, que atualmente tem chamado atenção de tantos praticantes ao redor do mundo. Mostraremos as definições sobre as habilidades básicas que compõem este esporte e um breve conceito sobre os métodos mais comuns sobre o ensino do Futsal.

O Futsal: seu surgimento e crescimento como modalidade esportiva

O Futsal, assim como vários esportes contemporâneos a seu surgimento, tais como Basquetebol e Voleibol, também ocorreram através da Associação Cristã de Moços, mais especificamente no Uruguai como relata Vosier (1999), ainda segundo o autor, na década de 30. Nesta época o Futebol de Campo gozava de grande prestígio entre a população deste país e neste momento, os espaços para a prática do Futebol de Campo foram ficando cada vez mais escassos, partindo daí, as modificações necessárias para quadras de Basquete para a prática do esporte. Em 1933, o professor Juan Carlos Ceriani redigiu as primeiras regras do Futsal, fundamentadas em outros esportes além do próprio Futebol, Basquetebol, Handebol e até mesmo o Polo Aquático, que se propagou rapidamente pela América do Sul, chegando ao Brasil, onde sua aceitação foi imediata, tornando-se um dos principais esportes do país com grande visibilidade midiática, de fácil aceitação popular e amplo desenvolvimento acadêmico e científico.

Habilidades motoras específicas no esporte

Fundamentos do Futsal

O Futsal tem por característica, como os demais esportes coletivos, o ambiente dinâmico, a oposição entre duas equipes e nesse sentido também levam à determinadas movimentações como paradas bruscas, momentos de aceleração e desaceleração dentro do jogo. (Pacheco, 2010). Kurata (2007). O Futsal, é composto em seu jogo por diferentes esforços em que se assemelha a diferentes esportes coletivos, com momentos de esforços intensos e menos intensos, tendo portando a intermitência como característica preponderante durante o jogo.

Definimos os fundamentos do Futsal como as habilidades específicas necessárias para que se possa especificamente jogá-lo. Geralmente, um fundamento é fruto da junção de duas ou mais habilidades motoras básicas, que levam em conta, as características específicas do jogo, sendo elas, número de jogadores, campo de jogo, regras, entre outras.

De acordo com Andrade Junior (2009) a técnica pode ser considerada individualmente, como as habilidades aprendidas pelos atletas que estão dentro do ambiente do futsal. Segundo Filgueira (2004) a técnica quando realizada de forma eficaz durante o jogo, pode gerar economia de gastos energéticos dos atletas durante o jogo. Voser (2003) segue a mesma linha, ao definir a técnica como todo o gesto ou movimento realizado pelo atleta que lhe permite dar continuidade e desenvolvimento ao jogo

Andrade Junior (2009) retrata a aprendizagem no futsal em dois momentos específicos, a aprendizagem específica, onde o atleta adquiri performance nos fundamentos do futsal, buscando determinados padrões a serem adquiridos para obtenção de performance e a fase geral, onde não somente as habilidades básicas estão presentes, as também a performance técnica adquirida no esporte, que está relacionada às experiências vividas por cada jogador, reunindo seu repertório motor adquirido ao longo de sua vida motora, tais como: brincadeiras, práticas esportivas diversas, sendo que as mesmas influenciam diretamente na aquisição das habilidades específicas do Futsal (Lucena, 2001).

Neste capítulo, serão abordados os principais fundamentos do jogo de futsal, que serão divididos da seguinte maneira: chute, domínio, condução, drible, finta, marcação e cabeceio. São apresentados os fundamentos supracitados, com suas características básicas, com o intuito de facilitar o entendimento dos mesmos.

Fundamentos técnicos do Futsal

Passe

O passe é o fundamento ofensivo que tem como objetivo principal, percorrer o campo de jogo. De acordo com Melo e Melo (2006) o passe é o método de comunicação entre os jogadores de uma mesma equipe em posse de bola. Para Ferreira (1994) o passe é a "ação de enviar a bola a um companheiro ou determinado setor do espaço de jogo". Deve-se manter-se a bola dominada, buscar o momento ideal para passá-la a um companheiro de equipe e assim, iniciar um contexto ofensivo da equipe. O objetivo principal é envolver a equipe adversária, buscando assim, melhores opções ofensivas para marcar o gol.

O passe deve ser realizado de forma mais proveitosa possível afim de que aproveitar todas as possibilidades criadas em função de sua boa execução. Segundo Hargreaves (1990) é a segunda habilidade mais importante no Futsal, desde que se obtenha sucesso em sua execução. O passe pode ser realizado de várias formas distintas, podendo ser dado com a sola, com a parte externa, com a parte interna, com o peito, com o calcanhar ou ainda com o "bico" do pé, o mesmo pode ser realizado também com a cabeça, em distâncias pequenas ou longas, pelo solo ou pelo ar (Luxbacher, 1996; Borsari, 1989).

O passe não é somente lançar a bola a longas distâncias, mas sim, lançar com precisão, velocidade e intencionalidade. Segundo Costa (2007) passar a bola, para um outro ponto da quadra com precisão para que um companheiro de equipe possa aproveitar este passe na sequência do jogo.

Em suma, o passe consiste em fazer com que a posse de bola fique retida com uma das equipes, a perfeição desta ação permitirá a evolução das jogadas até o momento do chute ao gol.

Segundo Tenroller (2004), acontece por muitas vezes no jogo e mais que qualquer outro fundamento. Diante disso, no *scout* das equipes é o fundamento com o maior número de anotações, pois, desde o início do jogo, até o arremate no gol, é composto pelos passes.

É de fundamental importância para o rendimento da equipe, pois todos os sistemas táticos dependem desse fundamento (Junior, 1999).

Os passes podem ser classificados de várias formas (SANTINI e VOSER, 2008). Quanto à dificuldade (passes básicos ou complexos); quanto à trajetória (rasteiros, meia altura ou altos); e quanto à distância (curtos, longos, médios, paralelos, diagonais, para frente ou para trás).

Finalização ou chute ao gol

Considerado por Costa (2007) como um dos principais elementos técnicos do futsal, é o fundamento responsável pela decisão do jogo, onde se distinguem os vencedores dos perdedores. Caracteriza-se por bater na bola com o pé, cabeça ou outra parte do corpo, fazendo com que essa vá em direção ao gol (Santini e Voser, 2008). Ainda segundo Costa (2007), é a força que o atleta imprime na bola objetivando o gol na equipe adversária. É evidente que esta força precisa ter a intensidade, a direção e o sentido adequados para que atinja o gol adversário.

Conhecido como chute ou remate, ele faz parte da essência do futsal, sendo assim, Mutti (2003) afirma que a finalização tem suas semelhanças com o passe, porém, alguns aspectos o tornam diferente, como a precisão, o alvo, a força, bem como o objetivo principal, que no passe seria o companheiro de equipe e na finalização é o gol, levando em conta a presença do goleiro. Tenroller (2004) diz que é a ação de golpear a bola parada ou em movimento, visando desviá-la ou dar-lhe trajetória, preferencialmente em direção ao gol.

Dentre as diversas formas de ser realizado, o chute com a bola tocando a região entre os dedos e o tornozelo "o peito do pé", é o mais utilizado, pois com isso os jogadores conseguem imprimir maior força de remate em direção ao gol. A finalização com a parte interna do pé é um chute no qual o atleta consegue maior precisão, colocando a bola com mais facilidade onde desejar. Existe também o remate com a parte externa e com o "bico" do pé.

Recepção, domínio ou controle de bola

Recepção é domínio ou controle de bola é a habilidade em que o jogador amortece a bola e, mantem próxima de si, visando a proteção ou não do adversário (Santos Filho, 2002). Para Melo e Melo (2006); Costa (2007), esta ação consiste em receber a bola, com as partes do corpo permitidas pela regra e mantê-la perto de si, com o controle sob a mesma para a ação seguinte.

A recepção pode ser realizada diversas formas e com diferentes partes do corpo, como com: o peito, com o pé (parte externa, interna, sola e "bico"), com a coxa ou também com a cabeça. O mesmo pode ser com apoio no solo ou sem apoio, executando a recepção com salto (Santos Filho, 2002). Rose Júnior (2006), corrobora tal ponto de vista, descrevendo também que a recepção ou domínio de bola é a ação que consiste em receber ou também interromper a trajetória da mesma, para que esta fique em condições de ser jogada com uma ação seguinte, para dominá-la é preciso observar os fatores espaço temporais e identificar a velocidade que a bola se desloca para recebe-la ou interceptá-la.

Para Lucena (2001), é a ação de interromper a trajetória da bola vinda de passes ou arremessos. Segundo o mesmo autor, uma boa recepção agiliza o jogo e, juntamente com o passe, são os dois principais elementos do jogo. Para Tenroller (2004), é uma ação consciente que ocorre a partir do recebimento da bola, muitas vezes entregue por um companheiro de equipe, em mantê-la sob controle e, assim, poder realizar movimentos técnicos a fim de dar sequência à jogada. Essa ação pode ser feita com qualquer parte do corpo, exceto com aquelas não permitidas pela regra.

Segundo Frisselli e Mantovani (1999), a recepção é o primeiro contato do atleta com a bola com diferentes partes corporais, e devido a isso, fundamentações devem ser realizadas previamente no sentido de treinar habilidades como coordenação motora espaço-temporal, para que no momento do domínio, este seja com a maior performance em prol do atleta no jogo.

Condução

A condução de bola, é o movimento de levar a bola próximo aos pés, de forma que o atleta que está conduzindo não perca o controle da mesma, assim sendo, poderá agir prontamente, quer seja caminhando ou em velocidade. A condução realizada de forma eficaz requer ampla percepção espaço-temporal. Conduzir a bola, tem como objetivo principal, levar a bola, a partir do momento que se tem o domínio, até a área do goleiro adversário para concluir o objetivo do jogo, que é o gol. (Mutti, 2003).

Para Santos Filho (2002) a condição geralmente é realizada de diversas formas, dentre elas; em linha reta, curva, em diagonal ou com trocas rápidas de direção. Já para Costa (2007). A condução eficiente, deve ser realizada sem muita força no toque da bola, para que não perca o contato com a mesma e mantenha o seu controle próximo durante o percurso, buscando, sempre estar com os olhos voltados às movimentações dos companheiros de equipe, buscando um momento futuro para execução de um passe ou até mesmo a finalização da jogada através de um chute.

Drible/Finta

O drible, tem como objetivo de ultrapassar o adversário, com a manutenção da posse de bola e de acordo com Mutti (3003), o ato de driblar é uma ação individual realizado com bola, que é o resultado de uma combinação de variáveis como equilíbrio, velocidade de arranque, agilidade, descontração muscular, ritmo, entre outros, que tem por objetivo ultrapassar o adversário a sua frente. Para Costa (2007), drible é o gesto pelo qual o atleta busca ultrapassar um ou mais adversários, estando com a posse de bola sob seu domínio.

Diferentemente do drible, a finta é um movimento realizado sem a posse da bola. Ele tem por objetivo principal deslocar o adversário e fugir de sua marcação. Para Costa (2007) descreve que finta é o ato de se movimentar sem a bola com o intuito de ludibriar o adversário. Ela é realizada através de um balanço do corpo para frente ou para os lados, para assim tirar proveito da jogada dificultando a ação do oponente. Este termo é amplamente empregado em outros esportes coletivos que tem o confronto direto entre dois jogadores adversários no contexto.

Tal fundamento é muito requisitado nos jogos de alto nível, uma vez que, logo após a finta, pode acontecer o chute a gol ou, ainda, um passe para um companheiro em melhores condições para dar sequência à jogada. A finta pode, segundo Santini e Voser (2008), ser classificada quanto ao seu objetivo, seja ofensivo ou defensivo.

Marcação

A marcação acontece de duas formas, a individual, que está relacionada com a estratégia individual levando em conta a leitura tática que o marcador tem do adversário que esta em posse de bola, e a marcação coletiva, que previamente, é treinada, e durante o jogo, pode ser modificada diante das situações que o jogo apresente, este tipo de marcação exige dos jogadores, um alto grau de maturidade esportiva, cognitiva e principalmente tática.

Segundo Costa (2007), marcar o adversário significa em suma, evitar sua progressão quando este está com a posse de bola, ou quando este está sem a posse de bola. Segundo Tenroller (2004), trata-se da ação de evitar que o adversário receba a bola ou, quando este a possui, impedir ou dificultar suas ações técnicas de condução, passe, chute ou drible. Há possibilidade de essa ação acontecer individualmente, quando um jogador ficar sempre muito próximo ao adversário. Essa é a denominada marcação individual. Outro modo de execução, por exemplo, dá-se por coletiva por zona, esta por sua vez, consistem em impedir o êxito da equipe adversária controlando suas ações em determinados espaços da quadra. Para Lucena (2001), é a ação de impedir que o oponente direto tome posse da bola, e quando de posse da mesma, venha a progredir pelo espaço de jogo, classificando-se segundo o autor em três aspectos: individual, por espaço ou zona e mista.

Cabeceio

Cabeceio consiste em golpear a bola com a cabeça. Ele deve ser executado preferencialmente com a testa (parte frontal da cabeça) e com os olhos abertos, para que o jogador possa determinar com maior precisão para onde a bola é lançada (Mutti, 2003). Segundo este autor, a testa é a melhor região de contato da cabeça com a bola, porém o cabeceio também pode ser feito com a lateral e com a porção superior da cabeça. Bem como no chute, tem como objetivo, à finalização de uma jogada, podendo ser defensivo, para afastar uma bola aérea de perto da zona de defesa da equipe, ou ofensiva, onde o cabeceio tem como objetivo fazer o gol.

Introdução aos métodos de ensino nos esportes coletivos

Os Jogos Esportivos Coletivos

As pesquisas cientificas, tem se atendado cada vez mais ao entendimento dos esportes coletivos, tem evidenciado as suas ações emergentes durante o jogo, destacamos Teodorescu (2003), que retrata a realidade dos jogos coletivos como um ambiente de caos instaurado, onde duas equipes com o mesmo número de jogadores buscam o mesmo objetivo que é a finalização do jogo através dos pontos. Ainda segundo o autor, o jogo tange sob a manipulação de um implemento específico, estando presente a rivalidade entre as equipes participantes, além da cooperação intra-participantes das equipes, sendo a imprevisibilidade, a característica sempre presente dentro das disputas dos Esportes Coletivos.

Essas características dos JEC seguem determinadas estruturas, citamos Bayer (1994), que nos mostra três componentes presentes, sendo elas:

Elementos Invariantes: que, são os espaços de jogo; os implementos do jogo que geralmente é a bola; os parceiros; os adversários; os alvos a serem atacados; alvos a serem defendidos; as regras específicas pré-determinadas pela especificidade de cada jogo.

Princípios Operacionais: que se referem às ações que acontecem durante o ataque e a defesa.

Regras de Ação: que se referem à abordagem técnico-tática do jogo.

Os jogos Esportivos Coletivos, em suma, possuem uma estruturação específica, formados por sistemas complexos e subsistemas, segundo Bougere (1998), esses subsistemas convergem sinergicamente com a estrutura do jogo, onde, são eles: capacidades físicas e psíquicas, conhecimento teórico, técnico e tático do jogo. Esses subsistemas, quando trabalhados de forma eficaz podem ser elementos preponderantes para o sucesso ou insucesso de uma equipe durante o jogo.

Métodos de Jogo

Os esportes coletivos são compostos por perspectivas peculiares e em sua totalidade possuem questões a serem resolvidas pelos métodos de ensino dos mesmos, são eles: dinamismo, a ações dentro do jogo que são extremamente dinâmicas e caóticas. A imprevisibilidade, que representa novas ações durante o jogo e constantes momentos de constrangimentos simultâneos causando novas adaptações a toda nova situação apresentada pelo jogo (REVERDITO e SCAGLIA, 2009).

A complexidade existente dentro das práticas dos jogos esportivos coletivos é uma premissa importante para que, algumas condições sejam oferecidas no ambiente de aprendizagem, e nesse sentido, estimular o aluno para que seja crítico, buscando um repertório variado de respostas para um mesmo problema (GARGANTA, 1995). A aprendizagem contextualizada e centrada em concepções abertas deve retratar a aprendizagem do jogo como um todo, portanto, sendo um fenômeno indissociável, a aprendizagem deve seguir o mesmo caminho, tendo o todo, como pensamento central no processo de ensino e aprendizagem dos Esportes. (FREIRE e SCAGLIA, 2003).

A seguir, apresentaremos os métodos que são comumente utilizados por grande parte dos professores e técnicos nos esportes.

Método Analítico-Sintético

O modelo de aprendizagem através do método analítico sintético de ensinar os movimentos técnicos da iniciação esportiva, tem como base o fracionamento e a repetição de exercícios para o desenvolvimento motor de uma habilidade específica, antes mesmo da aprendizagem do jogo propriamente dito. Porém impõe, geralmente, grande dificuldade de execução para crianças no início da proposta imposta pelo jogo (GRECO,1998).

O desenvolvimento técnico é o foco principal do método analítico-sintético, pois trabalha com progressões, visando melhora do domínio das técnicas. Sendo assim essa metodologia continua sendo uma das mais utilizadas na iniciação esportiva (GRECO, 2001).

Método Global-Funcional

Seu principal foco é que a aprendizagem seja de forma natural, onde a criança consiga realizar tarefas motoras e cognitivas (MEMMERT e HARVEY, 2010). Tem como objetivo, que a criança aprenda os movimentos de forma mais agradável e fácil, ou seja, com atividades que estimulem suas ações dentro de brincadeiras e jogos (GALATTI e PAES, 2007).

É importante que a criança entenda os objetivos dos jogos propostos, onde ela irá deparar-se com as situações que o esporte impõe (GALATTI et al., 2008). Sem que o jogo fuja das características do esporte, as dificuldades devem ter variações, fazendo com que criança se adapte as novas propostas (GALATTI e PAES, 2007; MENEZES et al., 2011).

Considerações Finais

Fato é que não existe consenso em relação aos diferentes métodos de ensino dos esportes, no caso, do Futsal. Por uma questão óbvia, as crianças por serem diferentes (fisicamente, psicologicamente, socialmente etc.), provavelmente, terão respostas diferentes diante das diferentes metodologias para o ensino de esportes.

Fica então a provocação: qual a melhor estratégia de ensino para crianças que queiram aprender a jogar Futsal? A resposta, não é simples: aquela que otimizar o processo de aprendizagem na modalidade de maneira mais eficiente. Mas as crianças são diferentes e felizmente não respondem a um método da mesma maneira, então, cabe ao professor, possuir um consistente repertório metodológico, para poder, complexamente, alternar entre diferentes métodos e obter o melhor de cada aprendiz. Vale lembrar: métodos existem para auxiliar e nortear o processo pedagógico; e isto não é pouca coisa, trata-se de um desafio enorme, afinal, nada pior que em nome do método, cercear a liberdade da criança em se reinventar enquanto aprende.

Referências

ANDRADE JUNIOR, J.R. de. Futsal: aquisição, iniciação e especialização. Curitiba: Ed. Juruá. 2009

BAYER, Claude. O ensino dos desportos coletivos. Lisboa: Dina livros, 1994.

BROUGÈRE, Gilles. O jogo e a educação. Porto Alegre: Artes Médicas, 1998

BORSARI, J. R. Futebol de Campo. São Paulo: EPU, 1989.

COSTA, C. Futsal: Aprenda a ensinar. Florianópolis, SC. Visual Books, 2007.

FERREIRA, R. L. Futsal e a iniciação. 2. Ed. Rio de Janeiro: Sprint, 1994. Cap. 4.

FILGUEIRA, F. Futebol: Uma visão da iniciação esportiva. Ribeirão Preto, SP. Ribergráfica, 2004.

FREIRE, João Batista; SCAGLIA, Alcides José. Educação como prática corporal. São Paulo: Scipione, 2003.

FRISSELLI, A.; MANTOVANI, M. Futebol – Teoria e Prática. São Paulo: Phorte, 1999.

GALATTI, L. R.; PAES, R. R. Pedagogia do esporte e a aplicação das teorias acerca dos jogos esportivos coletivos em escolas de esportes: o caso de um clube privado de Campinas-SP. Conexões, Campinas, v.5, n.2, p.31-44, 2007.

GALATTI, L. R. et al.Pedagogia do Esporte: procedimentos aplicados aos jogos esportivos coletivos. Conexões, Campinas, v. 6, p. 404-415, 2008.

GARGANTA, Julio. Para uma Teoria dos Jogos Desportivos Coletivos. In. GRAÇA, A.; OLIVEIRA, J. (Org.). O ensino dos jogos desportivos. Porto: Centro de Estudos dos Jogos Desportivos, 1995. p. 11-25.

GRECO, J. P.; BENDA, R. N. (Org.). Iniciação desportiva universal. Belo Horizonte: Ed. Da UFMG, 1998.

GRECO, P. J. Métodos de ensino-aprendizagem-treinamento nos jogos esportivos coletivos. In: GARCIA, E. S.; LEMOS, K. L. M. Temas Atuais VI em Educação Física e Esportes. Belo Horizonte: Saúde, 2001. p. 48-72.

HARGREAVES, A. Skills and Strategies for Coaching Soccer. Champaign: Leisure Press, 1990.

LUCENA, R. Futsal e a Iniciação. Rio de Janeiro: 5ª edição, Ed SPRINT, 2001.

LUXBACHER, J. A. Soccer: Steps to Success. 2nd. ed. Champaign: Human Kinetics, 1996. Step 1.

MELO, R; MELO, L. Ensinando Futsal. Rio de Janeiro, RJ. Sprint, 2006.

MEMMERT, D.; HARVEY, S. Identification of non-specific tactical tasks in invasion games. Physical Education and Sport Pedagogy, London, v.15, n.3, p.287-305, 2010.

MENEZES, R. P. Modelo de análise técnico-tática do jogo de handebol: necessidades, perspectivas e implicações de um modelo de interpretação das situações de jogo em tempo real. 2011. 303p. Tese (Doutorado em Educação Física), Faculdade de Educação Física. Universidade Estadual de Campinas, Campinas, 2011.

MUTTI, D. Futsal: Da Iniciação ao Alto Nível. São Paulo, SP. Phorte, 2003.

Reverdito, R.; Scaglia, AJ. Pedagogia do esporte: jogos coletivos de invasão. São Paulo: Phorte, 2009.

SANTINI,J; VOSER, R.C da. Ensino dos esportes coletivos: uma abordagem recreativa. Canoas: Ed. Ulbra, 2008.

SANTOS FILHO, J. L. A. dos. Manual de futebol. São Paulo: Phorte, 2002.

TENROLLER, C. A. Futsal: Ensino e prática. Canoas: Ed. ULBRA, 2004.

VOSER, R.C da. Futsal: princípios técnico e táticos. 2ª ed. Canoas: Ed. ULBRA, 2003.

TEODORESCU, Leon. Problemas de teoria e metodologia nos jogos desportivos. Lisboa: Livros Horizontes, 2003.

CAPÍTULO 2
Instrumentos utilizados para a avaliação da tática no futsal

Alexandre Freitas de Carvalho
Ricardo Pablo Passos
Adriano de Almeida Pereira
Gustavo Tanaka Zelaga
Guanis de Barros Vilela Junior

Ao longo dos anos alguns instrumentos têm sido sugeridos pela literatura especializada com o objetivo de avaliar os aspectos táticos e a capacidade de tomada de decisão dos atletas envolvidos em esportes coletivos de diferentes faixas etárias. Esses instrumentos podem assessorar teóricos do esporte e comissões técnicas dessas modalidades a identificarem atletas com alto potencial desde os períodos iniciais de desenvolvimento. Neste sentido contribuirá para que o seu processo de aperfeiçoamento aconteça de forma satisfatória e harmônica.

Dentre os instrumentos que demonstram paridade ao jogo e são utilizados para avaliar as movimentações dos atletas e assim determinar movimentos táticos podemos citar o Simulador de Movimentos Táticos de Helsen e Pauwels, o Teste de Kora, Sistema de Avaliação Tática no Futsal-FUT-SAT, Teste de Conhecimento Tático Processual para Orientação Esportiva-TCTP:OE, Teste de GR3-3GR, Método de Observação Direta Extensiva e o Teste de Game Performance Assement Instrument - GPAI (COSTA et al, 2011; BRAVO; OLIVEIRA, 2012; GRECO et al, 2015; CARVALHO et al, 2020). É importante ressaltar que muitos desses instrumentos foram validados para a avaliação da análise tática de outras modalidades coletivas como handebol, basquetebol e futebol de campo, por conseguinte passaram a ser utilizados também para a avaliação da análise tática no futsal.

Simulador de Movimentos Táticos de Helsen e Pawel

Segundo Giacomini e Greco (2008) o Simulador de Movimentos Táticos de Helsen e Pauwel foi criado por meio de um estudo no qual utilizou-se um simulador de movimentos táticos (situações de jogo em vídeo, projetadas em filme numa parede, nas quais o voluntário responde e executa a decisão tática mais adequada com a bola) afim de verificar o conhecimento processual de 20 jogadores de futebol de campo, sendo que 10 desses atletas praticavam a modalidade de forma recreativa e os outros 10 atletas eram profissionais e possuíam 10 anos de experiência em competições. Os resultados demonstraram que os jogadores profissionais tiveram uma melhor tomada de decisão, de com rápidas respostas aos estímulos e em momento oportuno em comparação ao grupo de jogadores que jogavam de forma recreativa.

Teste de Kora

Segundo Belozo; Lopes (2017) o Teste de Kora foi desenvolvido por pesquisadores alemães com o intuito de avaliar o desempenho tático de esportes coletivos. Através deste sistema permite-se avaliar os voluntários em dois parâmetros essenciais aos aspectos táticos: reconhecer os espaços, oferecer-se e orientar-se. Assim, o conhecimento tático processual (CTP) avaliado pela bateria de testes Kora é fracionado e pontuado em duas direções: pensamento divergente e convergente. Neste sentido, o pensamento divergente associa-se a competência do voluntário com a criatividade, ou seja, produz-se no decorrer da partida distintas formas eficientes, que sejam acima da média para ações táticas estabelecidas. Já o pensamento convergente por sua vez, vincula-se com a inteligência tática do voluntário, aperfeiçoando a partir de inúmeras alternativas uma melhor capacidade de escolha das ações (SILVA; GRECO, 2009).

Sistema de Avaliação Tática no Futebol - FUT-SAT

Segundo Costa et al. (2011) o Sistema de Avaliação Tática no Futebol – FUT-SAT foi desenvolvido com o objetivo de proporcionar aos treinadores, professores e investigadores uma adesão específica e objetiva reproduzindo comportamentos táticos desempenhados pelos atletas em circunstâncias de jogo. Nessa conjuntura sua estrutura conceitual está embasada nos princípios táticos essenciais do jogo, sendo para a fase ofensiva: unidade ofensiva penetração, cobertura ofensiva, mobilidade, espaço; e para a fase defensiva: e unidade defensiva, contenção, cobertura defensiva, equilíbrio e concentração. Nesta perspectiva tanto o princípio ofensivo quanto o princípio defensivo foram escolhidos por representarem os componentes centrais do processo de ensino e treino da capacidade tática da equipe. Adicionalmente, os dois princípios possuem medidas objetivas da movimentação dos atletas de acordo com a gestão do espaço de jogo por eles realizada durante a partida.

Dessa forma o FUT- SAT é um instrumento que possibilita a avaliação das condutas e desempenhos táticos dos jogadores de futsal em circunstâncias de jogo. Possibilita também a avaliação da qualidade dos comportamentos executados, o local de execução das ações durante a partida e seus próprios resultados para a equipe.

Teste de conhecimento tático processual para orientação esportiva -TCTP:OE

O Teste de Conhecimento Tático Processual Para orientação Esportiva – TCTP:OE foi validado por Greco et al. (2015) com o intuito de mensurar o conhecimento tático processual para orientação esportiva de crianças e jovens nos jogos coletivos de invasão como handebol, futsal e basquetebol. Este teste consiste no diagnóstico do conhecimento tático processual dos atletas em ações ofensivas e defensivas, com e/ou sem a posse de bola, onde os atletas são avaliados frente a periodicidade das ações táticas, fundamentando-se nos princípios táticos operacionais e gerais.

Teste GR3-3GR

O Teste GR3-3GR foi desenvolvido em Portugal na Faculdade de Desporto da Universidade do Porto (COSTA et al., 2009). Esse teste consiste em avaliar ações táticas realizadas com ou sem bola por cada um dos atletas envolvidos no jogo de acordo com dez princípios táticos essenciais do jogo (penetração, cobertura ofensiva, espaço, mobilidade de ruptura, unidade ofensiva, contenção, cobertura defensiva, equilíbrio, concentração e unidade defensiva) tendo em conta a localização da ação tática e o resultado da partida. Assim o formato original desse teste apresentava dimensões de 27 metros de comprimento por 18 metros de largura em um campo reduzido, sendo aplicado por um período de 4 minutos de jogo. Neste sentido, tem-se realizados estudos com dimensões de 36 metros de comprimento por 18 metros de largura em campo reduzido, sendo aplicado por um período de 4 minutos de jogo. Durante a realização do teste é requerido aos atletas envolvidos com exceção da regra "fora-de-jogo" que joguem de acordo com as regras oficiais do jogo (COSTA et al., 2010).

Método de Observação Direta Extensiva

O Método de Observação Direta Extensiva consiste na anotação de informações envolvendo aspectos táticos utilizando-se formulário próprio. Os dados extraídos para as anotações poderão ser oriundos de fontes como televisão e os aspectos táticos anotados englobarão dentre outros, atuação do Goleiro Linha-GL e do Linha Goleiro-LG nas ações defensivas, atuando como quinta jogador, o número de partidas que as equipes utilizam o Goleiro Linha-GL ou Linha Goleiro-LG, com os dados podendo ser coletados durante a realização de fases específicas das competições de futsal (CARVALHO et al, 2020; CARVALHO et al, 2020).

Teste de Game Performance Assessment Instrument-GPAI

Segundo Oslin, Mitchell e Griffin (1998) o Teste de Game Performance Assessment Instrument-GPAI é um sistema multidimensional delineado para mensurar os procedimentos de desempenho dos atletas durante as partidas que em relação à compreensão tática, bem como a habilidade do atleta em solucionar problemas táticos aplicando habilidades adequadas e específicas. Adicionalmente, o GPAI fornece análises de comportamentos individuais de desempenho durante as partidas como por exemplo, tomada de decisões, execução de habilidade e suporte e/ou desempenho geral como envolvimento e desempenho das partidas.

Aplicabilidade dos instrumentos utilizados para avaliação da tática no futsal

A seleção Brasileira de futsal conquistou cinco títulos mundiais pela FIFA, por esse fato pode ser considerada uma das melhores equipes de futsal do mundo. Segundo Balzano e Oliveira (2013) esses fatores deram visibilidade a modalidade e fizeram com que fosse divulgado cada vez mais a modalidade, o que fez despertar o interesse pela sua prática nas escolinhas de esportes, clubes e escolas. Porém, a poucos anos atrás, os métodos de ensino-aprendizagem do futsal abordavam na maioria das vezes o ensino dos gestos técnicos, que em grande parte eram dissociados das situações reais de jogo (BALZANO; OLIVEIRA, 2013).

Em contra partida, na atualidade as equipes estão utilizando estratégias táticas de jogo com uma maior proximidade com as condições táticas do jogo. Nesse sentido as equipes estão se atentando para os aspectos táticos que possibilitem uma melhor capacidade de percepção, conhecimento do jogo e de tomada de decisão. Assim, possibilita uma exigência do processo cognitivo do jogador em solucionar as situações problemas que acontecem durante todo jogo. Nesta direção, Filgueira e Greco (2008) têm retratado em seus estudos a importância da capacidade tática de tomada de decisão como um dos fatores determinantes no desempenho. Nesta lógica, será retratado nesse capítulo a aplicabilidade dos instrumentos metodológicos utilizados para a avaliação tática do futsal.

Assim sendo, Marques (2001) em seu estudo denominado "Sistematização do ensino dos esportes coletivos para crianças de 9 a 12 anos de idade: o caso do futsal." utilizou a metodologia centrada nos jogos condicionados (GARGANTA, 1995) como o propósito de ensinar a técnica e a tática juntas e a ferramenta de avaliação foi a filmagem de cada módulo realizado de acordo com os indicadores de bom e ruim também de Garganta (1995). Foram 4 filmagens, sendo um pré-teste antes da aplicação do método e um pós-teste, após a aplicação do método. Segundo o estudo este método apresentou resultados positivos já que determinou uma sequência de aprendizagem motora.

O estudo de Santana e Garcia (2007) enfatizou o método de observação direta extensiva mediante formulário (MARCONI; LAKATOS, 2003). Foram analisados, 28 jogos (82,35%) do total de jogos transmitidos nas diferentes fases da Liga Nacional de Futsal temporada 2003. Estes dados foram coletados via canal de televisão SPORTV. Posteriormente os dados foram gravados em fitas VHS. O formulário foi elaborado de modo a permitir a coleta da incidência total de contra-ataques e da incidência de cada tipo de contra-ataque. Para a análise dos dados utilizou-se da estatística descritiva e percentual.

Nesse sentido, Silva; Greco (2009) analisaram e descreveram os métodos de ensino-aprendizagem-treinamento (E-A-T) utilizados em três equipes de futsal, participantes do Campeonato Metropolitano de Belo Horizonte, relacionando os mesmos com o desenvolvimento do conhecimento tático processual divergente (criatividade) e convergente (inteligência). Para tanto, foram filmadas em cada uma das três equipes, 18 sessões de treino através do protocolo de Saad (2002) e utilizado por Moreira (2005). Para tal o instrumento utilizado para a avaliação da evolução de conhecimento tático processual de cada equipe foi a bateria de testes KORA. Nesta perspectiva os resultados demonstraram a utilização de três diferentes métodos de E-A-T: analítico; misto (analítico-situacional); e situacional. Nesta circunstância o grupo que utilizou o método analítico apresentou melhoras em relação a inteligência do jogo, mas não em relação à criatividade tática. Em compensação os grupos que utilizaram os métodos misto e situacional apresentaram melhoras significativas tanto para o desenvolvimento da criatividade tática como da inteligência do jogo.

Moreira et al. (2013) investigaram o processo de ensino-aprendizagem-treinamento (E-A-T) em praticantes de futsal da categoria sub-9 e analisaram como o método de ensino aplicado influencia o conhecimento tático processual. Sendo assim, o instrumento utilizado para a avaliação foi a bateria de testes KORA. Os resultados demonstram que o método global propiciou melhoras no conhecimento tático processual no parâmetro oferecer e orientar-se e no reconhecer espaços. Já em relação ao método analítico houve melhoras somente no parâmetro oferecer e orientar-se.

Muller et al. (2016) investigaram o comportamento tático de jogadores de futsal das categorias sub-13, sub-15, sub-17 e sub-20. O instrumento utilizado para a avaliação tática foi o sistema de avaliação tática no futebol o FUT-SAT. Apesar das diferenças significativas entre as categorias inferiu-se que nos alunos maiores ocorreram mais ações táticas em relação a cobertura ofensiva, ao espaço, a contenção, a marcação de retorno, concentração já em relação as ações defensivas os alunos menores executaram mais ações de penetração e mobilidade. Adicionalmente, constatou-se que os jogadores da categoria sub-20 foram mais eficazes na fase defensiva e durante o jogo obtiveram melhores índices de desempenho tático nas ações defensivas comparados com os jogadores das categorias sub-15 e sub-17.

O estudo de Voser et al (2016) para analisar a origem dos gols que ocorreram nos jogos da Liga de Futsal de 2014 utilizou como ferramenta de avaliação um estudo quantitativo, descritivo observacional. Neste estudo foram analisadas 58 partidas (25,89% dos jogos), ocorreram 416 gols, resultando numa média de 7,17 por partida. Os vídeos dos jogos foram analisados através do canal de televisão Sportv e do site do Youtube. A análise foi feita em uma planilha do programa Excel 2010. Através desta ferramenta de ensino ficou constatado que a maior incidência de gol foi através das ações de contra-ataque, com 25% dos gols, com uma média de 1,79 gol por jogo. Entretanto o estudo apontou que o contra-ataque (25%), o ataque posicional (22,6%) juntamente com o goleiro linha (14,2%) somados chegaram a 61,8% dos gols em relação as demais ações estudadas respectivamente. Diante disso, espera-se que estes dados encontrados possam contribuir com o treinamento das equipes com o propósito de melhorar a performance.

Mocelin (2016) no seu estudo "Análise dos gols sofridos pela equipe da Associação Carlos Barbosa de Futsal-RS, e a incidência de gols sofridos na defesa do goleiro linha, durante a Liga Nacional de Futsal-LNF 2015" para avaliar a tática de defesa de uma equipe contra o Goleiro Linha-GL utilizou como instrumento avaliativo o método descritivo observacional (GAYA, 2008). Com o objetivo de avaliar a incidência de gols sofridos, na marcação do GL pela equipe da ACBF na LNF. A ferramenta utilizada foi por meio das análises dos vídeos analisando as variáveis associadas aos gols sofridos. Nestas análises constatou-se que a equipe sofreu 22 gols, ou seja 32,35% dos gols quando a equipe adversária exercia uma superioridade numérica com a utilização do GL, que resultou em um grande percentual dos gols sofridos pela ACBF durante a competição, mas se somados os gols de superioridade numérica e de jogadas de bola parada, esse número sobe para 52,94%. Portanto esse percentual de gols sofridos pela equipe se dá possivelmente pela dificuldade em marcar uma equipe que esteja em superioridade numérica.

Castro et al. (2017) investigaram os níveis de coordenação com a bola e de conhecimento tático processual de praticantes de futsal da categoria sub-11 e sub-13. Aplicou-se o procedimento de avaliação da coordenação com bola-PACB:1 e o instrumento utilizado para a avaliação da tática foi o teste de conhecimento tático processual para orientação esportiva-TCTP:OE. Os resultados demostraram diferenças significativas entre as categorias: para a capacidade coordenativa na tarefa (drible/condução com a bola), para o comportamento tático (movimenta-se procurando receber a bola), no item (pressão ao adversário que está coma bola), quantidade de (ações ofensivas) e quantidade de (ações defensivas).

Carvalho et al. (2020) investigaram o tempo de posse de bola durante a utilização de um jogador na função de Goleiro Linha-GL e/ou Linha Goleiro-LG na Liga Nacional de Futsal-LNF temporada 2018. O instrumento utilizado para a avaliação tática foi o método observacional direto extensivo mediante anotações em planilhas. Das 16 equipes analisadas, 15 utilizaram o GL ou o LG em algum momento da partida. Os resultados demonstraram que nove equipes utilizaram o GL, destas, cinco ultrapassaram os 5 minutos do tempo de posse de bola utilizando o sistema tático do GL. Dez equipes utilizaram o LG, destas, seis equipes ultrapassaram os 5 minutos do tempo de posse de bola utilizando o sistema tático do LG. Em contrapartida, a equipe denominada ES utilizou somente o LG em todas as partidas nos dois períodos desde o início do 1° e 2° tempo. Os resultados demonstraram que das equipes que utilizaram o GL e o LG a equipe ES foi a que se destacou, pois somou mais que o dobro do tempo de posse de bola (24,68s) em relação as demais equipes.

Carvalho et al. (2020) investigaram quais equipes utilizaram a estratégia tática do Goleiro Linha-GL e do Linha Goleiro-LG na Liga Nacional de Futsal - LNF na temporada 2018. O instrumento utilizado para a avaliação tática foi o método observacional direto extensivo mediante anotações em planilhas. Os resultados demonstraram que das 16 equipes, 15 utilizaram o GL e/ou LG em pelo menos 33% das partidas; 13 equipes utilizaram em 67% das partidas e somente uma equipe em nenhum momento utilizou o GL e/ou LG.

Nesse capítulo, buscou-se elucidar os instrumentos utilizados para avaliação da tática no futsal e a aplicabilidade dos mesmos. São eles que permitirão o uso de medidas objetivas para mensurar a aprendizagem e desempenho de atletas e equipes a partir do aspecto tático, tanto nos treinamentos quanto ao longo de competições. Desse modo, os instrumentos de avaliação da tática podem ser utilizados a fim de monitorar o desempenho dos atletas e equipes, cabendo aos profissionais responsáveis por essa função escolher o instrumento mais adequado para a avaliação. Neste sentido abordaremos logo abaixo na tabela 1, os estudos que avaliaram o conhecimento tático processual no futebol e no futsal por meio de diferentes testes:

TABELA 1- Estudo que avaliaram o conhecimento tático processual no futsal por meio de diferentes testes

AUTOR E ANO	TESTES APLICADOS	AMOSTRA E CATEGORIA	MODALIDADE	PRINCIPAIS RESULTADOS
Marques (2001)	- Pré-teste antes da aplicação do método -Pós-teste, após a aplicação do método.	- 9 a 12 anos - Metodologia centrada nos jogos condicionados.	Futsal	Este método apresentou resultados positivos já que determinou uma sequência de aprendizagem motora.
Santana; Garcia (2007)	Observação direta extensiva.	- 28 Jogos.	Futsal	O percentual grande de gols sofridos pela equipe na defesa em inferioridade numérica, muito se dá pela diferença das características da defesa, que é proposta pela equipe, que usa marcação pressão, quando está em igualdade numérica, e precisa marcar em zona durante a defesa do goleiro linha.
Silva; Greco (2009)	KORA	- 3 equipes de futsal - Categoria Mirim (12-13 anos)	Futsal	Houve a utilização dos métodos analítico, misto e situacional. Analítico: melhoras em relação a inteligência do jogo; Misto e situacional: melhoras da inteligência do jogo e da criatividade tática.
Moreira et al. (2013)	KORA	- 30 jogadores - Categoria Sub-09	Futsal	Método global: melhorou o conhecimento tático processual no quesito oferecer e orientar-se e no reconhecer espaços; Método analítico: melhoras no quesito oferecer e orientar-se.
Muller et al. (2016)	FUT – SAT	- 48 jogadores - Categorias: Sub-13 Sub-15 Sub-17 Sub-20	Futsal	Categorias maiores: realizaram maiores ações táticas nos princípios analisados; Categoria sub-20: erraram menos na fase defensiva e no jogo e tiveram melhores desempenhos na fase defensiva em relação a sub-15 e sub-17.
Voser et al. (2016)	Método de observação direta extensiva	- 58 partidas - um estudo quantitativo, descritivo observacional. Análise de video	Futsal	A incidência de gols foi através das ações de contra-ataque, com 25% dos gols, com uma média de 1,79 gol por jogo. Entretanto o estudo apontou que o contra-ataque (25%), o ataque posicional (22,6%) juntamente com o goleiro linha (14,2%) somados chegaram a 61,8% dos gols em relação as demais ações estudadas respectivamente.
Mocelin (2016)	Método de observação direta extensiva	-37 Jogos - Estatística descritiva e percentual.	Futsal	Superioridade numérica dificulta a marcação adversária. A equipe na defesa em inferioridade numérica apresentou dificuldade na transição da marcação individual para a marcação por zona durante a defesa do goleiro linha.
Castro et al. (2017)	TCTP:OE	- 24 jogadores Sub-11 Sub-13	Futsal	A categoria Sub-13 apontou diferenças significativa para os aspectos táticos movimenta-se procurando receber a bola; pressiona o adversário levando-o para os cantos da quadra de jogo e total de ações de ataque e de defesa.
Carvalho et al. (2020)	Método de observação direta extensiva	- 16 equipes da Liga Nacional de Futsal -LNF 2018. -Tempo de posse de bola	Futsal	Nove equipes utilizaram o GL, destas 5 ultrapassaram 5 minutos do tempo de posse de bola; 10 equipes utilizaram o LG, destas, 5 ultrapassaram 5 minutos do tempo de posse de bola; Equipe ES utilizou somente o LG computando mais que o dobro do tempo de posse de bola em relação as demais equipes.
Carvalho et al. (2020)	Método de observação direta extensiva	- 16 equipes da Liga Nacional de Futsal -LNF 2018. - Utilização do GL e do LG	Futsal	15 equipes utilizaram o GL e/ou LG em 33% dos jogos; 13 equipes utilizaram o GL e/ou LG em 67% dos jogos; 6 equipes utilizaram o GL e/ou LG em 100% dos jogos; 1 equipe não utilizou o GL e/ou LG em nenhum dos jogos.

Considerações finais

O presente estudo buscou-se aprofundar nos referenciais teóricos especializados com o propósito de buscar instrumentos metodológicos para avaliar aspectos táticos e a capacidade de tomada de decisão dos atletas participantes dos esportes coletivos nas diferentes faixas etárias.

Esses instrumentos podem nortear as ações táticas mais eficazes dessas modalidades, que podem identificar atletas com grande potencial desde as categorias de base. Assim, contribuirá para que o seu processo de aperfeiçoamento aconteça de forma suscetível e harmônica sem queimar etapas.

Sendo assim, para analisar taticamente uma equipe serão necessários instrumentos que demonstram paridade ao jogo e são utilizados para avaliar as movimentações e assim determinar movimentos táticos dos atletas. Neste direcionamento podemos citar os seguintes simuladores de movimentos táticos: Simulador de Movimentos Táticos de Helsen e Pauwels; o Teste de Kora; o Sistema de Avaliação Tática no futsal - FUT-SAT; o Teste de Conhecimento Tático Processual para Orientação Esportiva - TCTP-OE; Teste de GR3-3GR, Método de Observação Direta Extensiva e o Teste de Game Performance Assement Instrument - GPAI (COSTA et al, 2011; BRAVO; OLIVEIRA, 2012; GRECO et al, 2015; CARVALHO et al, 2020).

Entretanto é importante ressaltar que muitos desses instrumentos foram validados para a avaliação da análise tática do futsal e de outras modalidades esportivas coletivas.

Assim sendo, será preciso que futuros estudos sejam feitos com o propósito de pesquisar o conhecimento sobre os diferentes instrumentos de avaliação da tática, já que os estudos encontrados ainda deixam lacunas a serem respondidas sobre os instrumentos de avaliação da tática do futsal.

Nesta perspectiva, constata-se que os instrumentos avaliativos da tática estão em constante evolução ao longo dos anos o que levam as equipes em buscar estratégias inovadoras com o objetivo de maximizar e otimizar a implantação de um instrumento de avaliação tática com o propósito de entender melhor o sistemas utilizados pelas equipes de futsal.

Referências bibliográficas

BALZANO, O. N.; OLIVEIRA. E. M. de. Proposta de avaliação do nível de conhecimento tático declarativo e tomadas de decisões, dentro das capacidades coletivas de ataque e defesa no futsal. **Revista Digital. Buenos Aires** – año 18- nº 181. 2013. Disponível em: **https://www.efdeportes.com/efd181/avaliacao-do-tomadas-de-decisoes-no-futsal.htm**. Acesso em: 01 de dez. de 2020.

BELOZO, F. L.; LOPES, C. R. **Futebol Sistêmico**. Paco Editorial: Jundiaí-SP, 2017.

BRAVO, L.; OLIVEIRA, M. T. Comportamentos táticos no jogo de futsal: os princípios do jogo. **Millenium**, n. 42, p. 127-142, 2012.

BRAZ, J.; MENDES, J. L.; PALAS, P. Etapas de formação do jogador de futsal. Federação Portuguesa de Futebol-FPF. Ensino do futsal nas escolas do 1º ciclo-Ensino básico. Lisboa, Portugal. 2013.

BUNKER, D.; THORPE, R. A. Model for the Teaching of Games in Secondary Schools. Bulletin of Physical Education. 18(1), pp 5-8, 1982.

CARVALHO, A. F.; GUEDES, U. I. S.; PEREIRA, A. A.; POLITANO, H.; VILELA JÚNIOR, G, B.; PELLEGRINOTTI, I. L. A utilização do goleiro linha e do linha goleiro na Liga Nacional de Futsal-LNF na temporada 2018. **Revista Brasileira de Futsal e Futebol,** v. 12, n 48, p. 209-217, 2020. Disponível em: **http://www.rbff.com.br/index.php/rbff/article/view/924**. Acesso em: 01 de dez. 2020.

CARVALHO, A. F.; PEREIRA, A. A.; GUEDES, U. I. S.; POLITANO, H.; OLIVEIRA, M. V. A.; PELLEGRINOTTI, I. L.; VIOLA, J. C.; PASSOS, R, P.; VILELA JÚNIOR, G, B. O tempo de posse de bola durante a utilização de um jogador na função de Goleiro Linha-GL e/ou Linha Goleiro-LG na Liga Nacional de Futsal temporada 2018. **CPQAV**, v. 12, n. 2 p. 1-9, 2020. Disponível em: **http://www.cpaqv.org/revista/CPAQV/ojs-2.3.7/index.php?journal=CPAQV&page=article&op=view&path%5B%5D=526**. Acesso em: 01 de dez. 2020.

CASTRO, T. P.; MORALES, J. C. P.; SILVA, S. R.; GRECO, P. J. Coordenação com bola e conhecimento tático processual de crianças praticantes de futsal. **Corpoconsciência**, v. 21, n. 02, p. 52-66, 2017.

COSTA, I. T.; GARGANTA, J.; GRECO, P. J; MESQUITA, I.; MAIA, J. Sistema de avaliação táctica no futebol (FUT-SAT): Desenvolvimento e validação preliminar. **Motricidade**, v. 7, n. 1, p. 69-84, 2011.

COSTA, I. T.; GARGANTA, J.; GRECO, P. J.; MESQUITA, I. Avaliação do desempenho tático no futebol: concepção e desenvolvimento da grelha de observação do teste "GR3-3GR". **Revista Mineira de Educação Física**, v. 17, n. 2, p. 36-64, 2009.

COSTA, I. T.; GARGANTA, J.; GRECO, P. J.; MESQUITA, I.; CASTELÃO, E.; SILVA, B. Análise do comportamento e do desempenho táctico de jogadores de futebol sub-15: estudo comparativo entre dois clubes portugueses. **Revista Digital-Buenos Aires**, n. 141, p. 1-9, 2010.

FILGUEIRA, F.M.; GRECO, P.J. Futebol: um estudo sobre a capacidade tática no processo de ensino-aprendizagem-treinamento. **Revista Brasileira de Futebol e Futsal**, 2008.

GAYA, A. Desenhos metodológicos V: delineamentos do tipo ex post facto. In: Gaya, A. (org.). Ciências do movimento humano: introdução à metodologia da pesquisa. Porto Alegre. Artmed. 2008.

GARGANTA, J. Para uma teoria dos jogos desportivos colectivos. In: GRAÇA, A., OLIVEIRA, J. (Orgs.) O ensino dos jogos desportivos. Porto: Universidade do Porto, 1995.

GIACOMINI, D. S.; GRECO, J. P. Comparação do conhecimento tático processual em jogadores de futebol de diferentes categorias e posições. **Revista Portuguesa de Ciência do Desporto**, v. 8, n. 1, p. 126-136, 2008.

GRECO, P. J.; PEREZ MORALES, J. C.; ABURACHID, L. M. C.; SILVA, S. R. Evidência de validade do teste de conhecimento tático processual para orientação esportiva – TCTP:OE. **Revista Brasileira de Educação Física e Esporte**, v. 29, n. 2, p. 313-324, 2015.

MARCONI, E. V.; LAKATOS, M. A. Fundamentos de metodologia cientifica. 5. ed. São Paulo: Atlas, 2003.

MARQUES, R. F. R. **Sistematização do ensino dos esportes coletivos para crianças de 9 a 12 anos de idade: o caso do futsal**. Monografia de conclusão de curso de bacharel em Educação Física. Unicamp. Campinas, 2001, p.68.

MOCELIN, R. Análise dos gols sofridos pela equipe da associação Carlos Barbosa de futsal-RS, e a incidência de gols sofridos na defesa do goleiro linha, durante a Liga Nacional de Futsal 2015. - Universidade Estadual do Centro Oeste-UNICENTRO, Irati, Paraná, Brasil. 2016.

MOREIRA, V. J. P.; MATIAS, C. J. A. S.; GRECO, P. J. A influência dos métodos de ensino-aprendizagem-treinamento no conhecimento tático processual no futsal. **Motriz**, v. 19, n. 1 p. 84-98, 2013.

MOREIRA, V. J. P.; A **influência de processos metodológicos de ensino-apredizagem-treinamento (E-A-T) na aquisição do conhecimento tático no futsal**. 2005. 180 f. Dissertação (Mestrado em Educação Física: Treinamento Esportivo) – Escola de Educação Física, Fisioterapia e Terapia Ocupacional da Universidade Federal de Minas Gerais, Belo Horizonte, 2005.

MULLER, E. S.; COSTA, I. T.; GARGANTA, J. Análise tática no futsal: estudo comparativo do desempenho de jogadores de quatro categorias de formação. **Revista Brasileira de Ciências do Esporte**, v. 40, n. 3, p. 248-256, 2016.

OSLI, J.; MITCHELL, S.; GRIFFIN, L. The Game Performance Assessment Instrument (GPAI): development and preliminar validation. **Journal of Teaching In Physical Education**, v. 17, n. 2, p. 213-243, 1998.

SAAD, M. A. **Estruturação das sessões de treinamento técnico-tático nos escalões de formação do futsal**. Dissertação (Mestrado em Educação Física: Teoria e Prática Pedagógica em Educação Física) – Centro de Educação Física e Desporto, Universidade Federal de Santa Catarina. Florianópolis, 2002.101p.

SANTANA, W. C.; GARCIA, O. B. A incidência do contra-ataque em jogos de futsal de alto rendimento. **Revista Pensar a prática**, v.10, n.1 (2007). Disponível em: http://<www.revistas.ufg.br/fef/rt/printerfriendly/142/1523. Acesso em: 01 de dez. 2020.

SILVA, M. V.; GRECO, P. J. A influência dos métodos de ensino-aprendizagem-treinamento no desenvolvimento da inteligência e criatividade tática em atletas de futsal. **Revista Brasileira de Educação Física e Esporte**, v. 23, n. 3, p. 297-307, 2009.

VOSER et. al., A origem dos gols da liga de futsal 2014. **Revista Brasileira de Futsal e Futebol**, São Paulo. v.8. n.29. p.155-160. ISSN 1984-4956. 2016.

CAPÍTULO 3
Futsal: qualidade de vida e aspectos motivacionais

José Ricardo Lourenço Oliveira
Heleise Faria dos Reis de Oliveira
Marcelo Francisco Rodrigues
Gustavo Tanaka Zelaga
Adriano de Almeida Pereira
Bráulio Nascimento Lima

A prática do futsal: exercícios físicos e qualidade de vida aplicada

A proposição sobre a Qualidade de Vida (QV), tem sido muito investigada, pois o ser humano deseja ter uma vida longínqua, viver bem e com saúde, em meio a tecnologia que muitas vezes, quando não utilizada corretamente, torna-se proporcionalmente inversa, a essa temática.

A QV possui uma perceptível dimensão teórica, podendo ser definida como; conjunto de condições de contentamento individual que transpassa os aspectos psíquicos, fisiológicos, sociais e financeiros. (OLIVEIRA, 2017a)

Para a Organização Mundial da Saúde (OMS), a QV significa a consciência que o indivíduo tem de seu estilo de vida, dentro de suas circunstâncias culturais e conjunto de valores, refletindo sobre seus objetivos de vida, probabilidades e preocupações.

Alguns estudiosos, como; Rejeski, Brawley, Shumaker (1996) e Nahas (2013), mencionam que o principal atributo da QV é sua multidimensionalidade, sendo organizada por dimensões; cognitivas, emocionais, psíquicas, socialização e conectadas à percepção da saúde.

Desta forma, as características comportamentais de uma cultura relacionada ao esporte, como o futsal, são capazes de melhorar a QV, pois pode proporcionar uma satisfação, alegria em sua prática, pois conforme Geertz (1989, p. 143), o "ethos de um povo é o tom, o caráter e a qualidade de vida, seu estilo moral e estético e sua disposição, é atitude subjacente em relação a ele mesmo e ao seu mundo que a vida reflete".

Sob esta ótica, como o futsal é oriundo do futebol que é o esporte mais amado no Brasil e por assemelhar-se a este, inclusive na emoção, sua prática vem crescendo, pois pode ser praticado em quadras poliesportivas e ou pequenos espaços.

Não obstante, o futsal é chamado também, de futebol de salão e por ser uma prática que pode ser realizada em qualquer espaço físico, estimula ainda mais a satisfação e felicidade dos participantes, tornando a prática valorizada pela cultura brasileira, evidenciando-se ainda, pelas iniciativas midiáticas.

A prática desportiva e o seu amor pela mesma, configura-se como elemento relevante para a melhora da QV, visto que sua realização proporciona prazer e este é advindo da maior quantidade de beta endorfina, produzida pelo organismo, durante a realização de uma atividade física.

Os exercícios físicos ainda beneficiam a saúde física e mental, melhoram o humor e incidem sobre a vida social do indivíduo (SAMULSKI, 2009), já que no desenvolvimento das atividades, é oportunizado a convivência com outras pessoas, claro para aqueles que realizam os exercícios em grupo e essa inclusão dá a sensação de pertencimento, bem querer.

Em um estudo de Paim (2001b), com crianças, verificou-se que as mesmas, procuram o futsal para construir amizades e possuir um lazer. Outros estudos apontam também, além da amizade, a saúde. (INTERDONATO et al., 2008)

Todavia, a sensação de contentamento, júbilo na procura da atividade física, lazer e da beleza estética pessoal, são encarados como outros aspectos motivacionais que serão tratados à frente. (BALBINOTTI et al., 2011)

A despeito disso, Matsudo, et al. (2002), menciona que os exercícios físicos são pensados como relevante instrumento, capazes de proporcionar saúde e a promoção da QV de seus praticantes.

Para Nahas (2013), atividades físicas contínuas podem diminuir sintomas de ansiedade e depressão, incentivar a socialização e intensificar os níveis de bem estar.

Sob esse ponto de vista, a prática de atividades físicas que requerem habilidades, coordenação, estimulam o cérebro e consequentemente, aumentam as sinapses motoras, pois as conexões neurais do córtex são exacerbadas e reorganizadas pelas experiências as quais os seres humanos passam. (JOHANSSON, 2004; HOLLOWAY, 2003)

Sendo assim, o futsal praticado como atividade física, melhora a QV pois desenvolve o ser humano em sua integralidade, especialmente no que diz respeito aos aspectos sobre soluções de impasses implícitos durante as jogadas, o espírito de cooperação, simultaneamente a execução de gestos motores para o desenvolvimento da prática. (GONZÁLEZ, DARIDO & OLIVEIRA, 2014)

Em um estudo de Paim (2001b), crianças apontaram que buscavam a prática do futsal, para novos desafios. Os novos desafios, podem ser entendidos pelas táticas que envolvem o jogo, passes. A despeito disso, em um outro estudo realizado com 16 crianças de 10 anos de idade e que faziam parte de uma escolinha de futsal, constatou-se que 100% dos participantes, alegaram participar da escolinha, para desenvolver as habilidades. (DIEHL; SOUZA, 2018)

Deste modo, fica evidente que praticar atividades físicas, no caso o futsal, propiciam o engajamento para as atividades de vida diária, aprimorando os aspectos cognitivos, além dos motores, pois incita a concentração e a memória, refina a consciência corporal e a coordenação.

Não obstante, o futsal tem essa capacidade de aprimorar a execução de ações motoras específicas, mas também, destrezas denominadas de perceptivo-cognitivas.

A despeito dessas destrezas e ou habilidades táticas, autores como; Rezende e Valdes (2003a, p 04), mencionam que:

<blockquote>
Constituem-se num fenômeno complexo que abrange; 1) capacidades perceptivas, relacionadas com a visualização e interpretação das circunstâncias de jogo, com destaque para a distribuição e ocupação do espaço; 2) capacidades cognitivas, relacionadas com a formação de conceitos e as funções da memória que permitam a análise da situação e a tomada de decisão sobre a melhor ação a ser desempenhada e 3) capacidades motoras, relacionadas com o domínio da técnica e a aptidão física para realizar as jogadas de maneira eficiente [...].
</blockquote>

Conforme Magill (1984), a prática de atividades físicas aperfeiçoa o processo de aquisição de aptidões, englobando preferencialmente, questões como: atenção seletiva; memória; antecipação das ações.

Além dos aspectos corporais e psicológicos, a prática do futsal, acura o senso moral (norteando valores, regras e o autocontrole), assegurando e facilitando a convivência em grupos, melhorando o trabalho em equipe, ensinando o ganhar e ou perder, o cair e o levantar, pois aperfeiçoa e ou ensina a arte da resiliência.

Os valores supracitados, destacam o valor relevante da prática do futsal que a mesma, ao provocar alterações no ambiente de jogo, estimula a capacidade de adaptação do sistema nervoso; em especial dos neurônios e que quanto mais estimulados, melhores conexões serão realizadas.

Nesse ponto de vista, pesquisadores acerca da estimulação de neurônios, mencionam que a diversificação na ativação do córtex motor primário, é crucial para a aprendizagem e sobretudo que podem persistir por até oito semanas, após o treino de uma nova tarefa. (NUDO, PLAUTZ, FROST, 2001)

Sob esta ótica, as pesquisas advertem para a magnitude do estímulo motor em seres humanos, pois a aquisição de neurônios ocorre quando o mesmo, é imensamente estimulado.

A despeito disso, como o futsal aperfeiçoa o desenvolvimento motor devido a uma variabilidade de movimentos realizados durante sua prática, têm-se um elevado gasto energético que contribui para a demanda metabólica e neuromuscular, o que complementa o grau de habilidades e eficiências para os gestos específicos. (MUTTI, 2003)

Ainda nesse viés, o futsal por meio de suas capacidades físico-motoras, auxilia na sustentação para a aquisição de um aprendizado e desempenho superior, embora existam vários elementos relevantes para a aquisição dessas habilidades, como: o tempo de reação, a propriocepção e a agilidade.

Todavia, o êxito nessas habilidades relaciona-se a vários fatores, como: a interpretação; planejamento e efetivação das respostas em pequenas pausas, nos múltiplos cenários de jogo e compreensão de estímulos.

Desta forma, quanto maior for a prática do futsal, melhores serão os resultados relacionados a indivíduos com pouca prática e sem elementos motores mais apurados.

Conforme Magill (2000) e Schmidt e Wrisberg (2001) pessoas com vivência maior e intensa participação em um esporte, aperfeiçoam uma gama mais provável em determinadas ações motoras.

> Isto porque, à medida que o sujeito se adapta à instabilidade natural do ambiente e à multiplicidade dos seus estímulos, a sua capacidade cognitiva cria a própria inteligência esportiva, podendo o mesmo solucionar de maneira mais rápida e correta situações inesperadas durante o jogo (FONTANI, MAFFEI, CAMELI, & POLIDORI, 1999).

Sendo assim, indivíduos que se exercitam possuem maior capacidade de concentração e ou êxito, em suas atividades laborativas e de vida diária, já que estão munidos de uma válvula de escape voltada a diminuição e ou manutenção do estresse favorável a promoção da QV.

A prática regular do futsal, sobretudo melhora a convivência sócio cultural, familiar e do ambiente de trabalho, pois pessoas que se exercitam, geralmente conseguem relaxar com maior facilidade e desta forma, produzem mais e melhor em suas atividades laborativas, melhorando inclusive a qualidade de vida no trabalho.

Contudo, o futsal ainda aperfeiçoa as capacidades físicas, como: força muscular, velocidade, potência, agilidade, resistência (aeróbia e anaeróbia) e flexibilidade. Essas capacidades físicas aprimoram o condicionamento físico, estimulam os aspectos cardiovasculares, e os relacionados à saúde, prevenindo ganhos de peso e ou sua manutenção, acelerando o metabolismo, devido aos intensos gastos energéticos.

Sendo assim, a força muscular beneficia o emagrecimento, previne e ou melhora a osteoporose e artrose, fortalece o coração, diminui a insônia, os níveis de açúcar no sangue, melhorando a sensibilidade à insulina.

A velocidade acelera a queima de gordura, melhora a resistência física e o condicionamento, fortalecendo os aspectos cardiovasculares.

Não obstante, a potência muscular proporciona aumento de força e maior resistência anaeróbica lática e o fortalecimento muscular.

Já a agilidade aumenta a resistência física, ou seja, melhora a capacidade de recuperação de um indivíduo, na execução de uma atividade, previne lesões e aperfeiçoa o equilíbrio.

A resistência (aeróbia e anaeróbia), contribui para a perda de peso, pois acelera o metabolismo, diminui a fadiga, e pode ainda alterar as respostas da ventilação pulmonar ao exercício. (BRITTO; BRANT; PARREIRA, 2008)

Todavia, a flexibilidade, além de ampliar o movimento articular para as situações de jogo, melhora a QV do praticante em suas atividades de vida diária, principalmente quando requisitadas durante do processo de envelhecimento, o qual ocasiona o enrijecimento dos músculos, tendões e articulações, responsáveis pela condução das atividades básicas necessárias aos seres humanos, como; sentar, levantar, abaixar que influenciam na independência física.

Não obstante, para a aquisição de novos estímulos motores, os seres humanos necessitam de motivação, principalmente relacionada a tentativa de enfrentar novos desafios, também, na superação destes.

Ou seja, o ser humano está sempre buscando a superação para engajar-se em atividades que o estimulem diariamente, pois a motivação é o que move o ser humano a fim de se reinventar a cada dia, seja sob os aspectos sociais, familiares e ou pessoais, com vantagens claras aos indivíduo praticante do futsal.

Ademais, a motivação precisa estar presente durante as atividades físicas, pois sem ela, não existe engajamento por parte do praticante. Nessa ótica, os fatores motivacionais estarão presentes no próximo tópico.

Fatores motivacionais e inteligências múltiplas

A motivação para todos os seres humanos, é sem dúvida a maior desencadeadora do bem estar, podendo ser considerada uma das essências da vida, pois proporciona a maioria das pessoas, estados de felicidade e contentamento, sejam eles pessoais ou profissionais. Nesse sentido, este estudo apresenta o entendimento aplicado à prática esportiva do Futsal.

Sabe-se que a depressão, juntamente com pensamentos negativos, tem assolado grande parte da sociedade moderna, causando-lhes doenças e outros transtornos de ordem emocional;

A motivação, antagonicamente a depressão, torna-se ferramenta de trabalhos para "Gurus" e *"Coaches"* da atualidade, alimentando uma forte tendência para o desenvolvimento de mensagens motivacionais, de autoestima e bem estar. Dessa mesma forma, a atividade física, tem sido recomendada por todos os especialistas na área da saúde com o mesmo propósito, ou seja, o de inspirar pessoas para melhores condições física e emocionais

Para tanto, serão mencionadas aqui a teoria das Inteligências Múltiplas de Gardner, o qual, destaca que todo ser humano possui múltiplos tipos de inteligência, podendo ser estimulada ou debilitada.

Inteligência musical: habilidade de produzir e apreciar ritmos, tons e timbres;

1) Inteligência visual ou espacial: capacidade de pensar em forma de imagens, "visualizar" conceitos abstratos;

2) Inteligência corporal ou cinestésica: capacidade de controlar o próprio corpo e lidar fisicamente com objetos variados;

3) Inteligência interpessoal: capacidade de detectar e responder adequadamente aos humores, motivações e desejos dos outros;

Por isso, entende-se que o destaque do desenvolvimento de habilidades dessas múltiplas inteligências, pode ser um instrumento importante e em potencial para a prática esportiva, especificamente no caso do Futsal.

Sabe-se que enquanto modalidade coletiva o Futsal carece de uma especial atenção, pois as várias inteligências propostas por Gardner, são apontadas em uma abordagem individual, porém se desenvolvidas em grupo, os resultados obtidos poderão ser ainda melhores.

A estimulação dessas múltiplas inteligências pode ter um caráter potencializador no Futsal, bem como, a carências de métodos motivacionais em uma equipe, pode trazer o desmantelamento da mesma.

Por isso, propõem-se apresentar as possibilidades encontradas a partir de pressupostos motivacionais que possam instigar os praticantes de Futsal, a novas descobertas presentes na sua mente.

Outro ponto de atenção em relação às inteligências múltiplas, fica por conta dos aspectos motivacionais, destacando a intrapessoal que está ligada a fatores internos do indivíduo, ou seja, de si próprio, tal como; seus desejos e sentimentos. Desta forma, a inteligência intrapessoal torna-se o principal tronco que derivará para outros ramos com suas inteligências, tornando-se indissociáveis entre si.

Entre os tipos de inteligência no Futsal, há um destaque muito peculiar advindo da prática desta modalidade que é a Inteligência corporal ou cinestésica que se bem desenvolvida, pode trazer uma melhor consciência da prática, resultando em movimentos mais precisos, assertivos, equilibrados e principalmente habilidosos.

Para tanto, destaca-se Travassos (2001) que menciona a respeito do conhecimento corporal cinestésico;

> A consideração do conhecimento corporal cinestésico como solucionador de "problemas" talvez seja menos intuitiva. Executar uma sequência mímica ou bater numa bola de tênis não é resolver uma equação matemática. E, no entanto, a capacidade de usar o próprio corpo para expressar uma emoção (como a dança), jogar um jogo (como esporte) ou criar um novo produto (como no planejamento de uma invenção) é uma evidência dos aspectos cognitivos do uso do corpo. (p. 07)

Assim dizendo e para reforçar esse entendimento, Bernshteĭn (1967), retrata que indivíduos pertencentes ao primeiro estágio do desenvolvimento de um comportamento habilidoso na execução de tarefas, possuem a propensão de simplificar e reduzir os movimentos nas articulações envolvidas, em outras palavras, a maior consciência de comportamentos habilidosos, ou seja, maior clareza cinestésica corporal, podendo trazer melhores resultados para a prática esportiva.

No entanto, toda esta percepção, deve ocorrer já na iniciação esportiva, pois, sabe-se que toda a base e estrutura para o Futsal e em qualquer outra modalidade esportiva, depende intrinsecamente de um bom começo e claro, sempre com grande estímulo; tanto motor, quanto motivacional.

De acordo com Silva et al (2016),

> [...] atualmente, os alunos devem ser capazes de criar, construir, refletir sobre as suas ações de forma consciente e crítica, e para isso, o professor deve ter estratégias que façam com que os alunos sintam a necessidade de buscar as respostas para os problemas levantados, e assim ambos devem sempre discutir, analisar e participar de cada conteúdo para que possam construir o conhecimento. (p. 243)

Observa-se que toda consolidação de um futuro atleta, perpassa pela consciência de si mesmo, desta forma, o desenvolvimento motivacional vai além de apenas um grande incentivo, pois traz consigo a gênese de uma inteligência múltipla, para a melhoria da qualidade de vida dos praticantes do Futsal entre outros.

Para Carneiro (1998)

> [...] a pessoa que possui "inteligência bem sucedida" é "esperta" no que diz respeito à realização de seus objetivos. De que maneira? Sabem como tirar o máximo proveito daquilo que fazem bem e sabem como encontrar meios e modos de contornar suas limitações. Motivadas, controladas, perseverantes e independentes, essas são as pessoas que sabem como progredir na vida. (p. 01)

Esta ótica pode ser entendida como positivista para alguns, no entanto, vislumbra exatamente, a condição cotidiana de muitos no decorrer de suas vidas.

Ainda, no jargão popular principalmente do Futebol e Futsal, os praticantes que apresentam essas facilidades são denominados de "espertos", "habilidosos" e "craques".

Por outro lado, a motivação pode se apresentar de diferentes formas e entre elas, possuir efeitos positivos e negativos, de acordo com Vanek; Cratty (1990, apud MORENO et al. (2006), são eles:

> - efeitos negativos da motivação, onde este se apresenta de forma não-educativa, acarretando perturbações à personalidade do indivíduo, causadas por castigos ou ameaças, levando as pessoas a se tornarem violentas, covardes, tímidas ou inseguras, por exemplo;
>
> - efeitos positivos da motivação, que utilizam recursos que incentivam a potencialização do indivíduo, despertando-o para o crescimento através de elogios, palavras de apoio, demonstração de encorajamento etc. (p, 03)

Dessa forma, a motivação se bem empregada, pode trazer vantagens claras a vida e a carreira esportiva, ao contrário disso, se mal empregada, ela pode trazer consequências desastrosas a vida das pessoas em geral.

Por isso, deve-se ter cautela ao se referir com manifestação favorável ou desfavorável, seja de um aluno, atleta amador ou profissional ligado ao esporte.

As palavras podem ter significados e significâncias diferentes para cada indivíduo e portanto, aquele ou aquela que as profere necessita de conhecimento específico aplicado, para que essas palavras possam sempre sugerir o empenho e a determinação para a concretização de atividades que apresentadas aqui, são as ligadas à prática esportiva do Futsal.

Para concretizar percebe-se o quão relevante é a motivação para a vida cotidiana dos indivíduos, principalmente no que diz respeito a uma prática esportiva, no caso do futsal.

REFERÊNCIAS

BERNSHTEĬN, N. A. The co-ordination and regulation of movements. Oxford: Pergamon, 1967

BRITTO, R. R. BRANT, T. C. S.; PARREIRA, V. F. Recursos manuais e instrumentais em Fisioterapia Respiratória. 2 ed. Belo Horizonte: Manole, 2008.

CARNEIRO, E. G.; et al. A pessoa inteligente no mundo social. Psicologia Escolar e Educacional.Psicol. Esc. Educ. (Impr.) vol.2 no.2 Campinas 1998. ISSN 2175-3539.

DIEHL, A. A. SOUZA, R. M. de. OS FATORES MOTIVACIONAIS NO FUTSAL: ESTUDO REALIZADO COM CRIANÇAS DE UM PROJETO SOCIAL DE FUTSAL NO MUNICÍPIO DE LINDOLFO COLLOR-RS. Revista Brasileira de Futsal e Futebol, Edição Especial: Pedagogia do Esporte, São Paulo. v.10. n.39. Jan./Dez. 2018. ISSN 1984-4956.

FONTANI, G., MAFFEI, D., CAMELI, S., & POLIDORI, F. (1999). Reactivity and event-related potentials during attentional tests in athletes. European Journal of Applied Physiology, *80*, 308-17. doi:10.1007/s00421-011-2246-z

GARDNER, H. Inteligência: um conceito reformulado. Rio de Janeiro: Objetiva, 1999.

GARDNER, H. Estruturas da Mente: a teoria das inteligências múltiplas. Porto Alegre: ArtMed, 1994.

GARDNER, H. Inteligências múltiplas: a teoria na prática. Porto Alegre: Artes Médicas, 1995.

GAZOLA, A. Inteligências múltiplas, a teoria de Howard Gardner. Dísponível no site: https://www.lendo.org/teoria-inteligencias-multiplas-gardner/ Acesso dia 20 novembro 2020.

GEERTZ, C. A interpretação das culturas. Rio de Janeiro: Guanabara, 1989.

GONZÁLEZ, F. J., DARIDO, S. C., & OLIVEIRA, A. A. B. De. Esportes de invasão. 2014.

HOLLOWAY, M. O cérebro reconfigurado. SCIAM 2003; 17:71-7.

INTERDONATO, G. C. et al. Fatores motivacionais de atletas para a prática esportiva. Revista de educação física Unesp. Vol. 14. Num. 1. 2008. p. 63-66.

JOHANSSON, B. B. Brain plasticity in health and disease. Keio J Med 2004; 53:231-46.

MAGILL, R. Aprendizagem Motora: Conceitos e Aplicações. Ed. Edgar Bluchen. São Paulo. 1984.

MATSUDO, S. M., MATSUDO, V. R., ARAÚJO, T., ANDRADE, D., ANDRADE, E., OLIVEIRA, L., BRAGGION, G. (2002). Nível de atividade física da população do estado de São Paulo: análise de acordo com o gênero, idade, nível sócioeconômico, distribuição geográfica e de conhecimento. Revista Brasileira de Ciência e Movimento, 10 (4), 41-50.

MORENO, R. M.; et al. Persuasão e motivação: interveniências na atividade física e no esporte. Revista Digital, Buenos Aires, ano 11, n. 103, dezembro de 2006. Disponível em: <http://www.efdeportes.com>. Acesso em: 25 novembro. 2020.

MUTTI, D. (2003). Futsal da iniciação ao alto nível (2ª ed.). São Paulo: Phorte.

NAHAS M. V.; Atividade Física, Saúde e qualidade de vida: conceitos e sugestões para um estilo de vida ativo. 6ª Ed. Londrina - Midiograf, 2013.

NUDO R. J.; PLAUTZ, E. J.; FROST, S. B. Role of adaptive plasticity in recovery of function after damage to motor cortex. Muscle Nerve 2001; 24:1000-19.

OLIVEIRA, H. F. R. Criação, Desenvolvimento e Validação do Cloud Solution Hergos®: Qualidade de Vida do Colaborador. [tese de doutorado]. Piracicaba, SP: Universidade Metodista de Piracicaba; 2017.

PAIM, M. C. C. Motivos que levam adolescentes a praticar o futebol. Revista digital Buenos Aires. Ano 7. Num. 43. 2001b. p. 1-7.

REJESKI, W. J., BRAWLEY, L. R., SHUMAKER, S. A. (1996). Physical activity and health related quality of life. Exercise and Sport Science Review, 24, 71-108.

REILLY, T. Energetics of high-intensity exercise (soccer) with particular reference to fatigue. Journal of Sports Science 1997; 15: 257-263.

SAMULSKI, D. M. Psicologia do desporto: conceitos e novas perspectivas. 2. ed. Barueri: Manole, (2009).

SILVA, L. J. S.; et al. Benefícios E Método De Ensino Do Futsal No Ensino Fundamental: Revisão De Literatura. Revista Científica Multidisciplinar Núcleo do Conhecimento. Ano 01, Edição 11, Vol. 10, pp. 222-248. Novembro de 2016. ISSN: 2448-0959.

TRAVASSOS, L. C. P. Inteligências Múltiplas. Revista de Biologia e Ciências da Terra. Volume 1 - Número 2 - 2001. ISSN 1519-5228.

THE WHOQOL GROUP. The World Health Organization Quality of Life assessment (WHOQOL): position paper from the World Health Organization. Soc Sci Med 1995; 41(10):1403-1409.

Sobre os autores:

Prof. Dr. Guanis de Barros Vilela Junior: Doutor pela UNICAMP na área de Atividade Física, Adaptação e Saúde (2004); Mestre em Educação Física pela UNICAMP (1996); Especialista em Educação Física pela Universidade Estadual de Campinas - UNICAMP (1991). Graduações pela Universidade Estadual de Campinas. Atualmente é professor da Universidade Metodista de Piracicaba (UNIMEP) junto ao Programa de Mestrado e Doutorado em Ciências do Movimento Humano. Coordenador do Núcleo de Pesquisas em Biomecânica Ocupacional e Qualidade de Vida. Ministra as disciplinas: Inteligência Artificial aplicada à área da Saúde, Biomecânica do Movimento Humano, Biomecânica do Esporte, Cinesiologia, Filogênese e Ontogênese, Qualidade de Vida, Epistemologia. Presidente do Centro de Pesquisas Avançadas em Qualidade de Vida (CPAQV) e membro da Associação Brasileira dos Editores de Revistas Científicas (ABEC). Coordena projetos de pesquisa ligados à atividade física e qualidade de vida; à biomecânica, inteligência artificial e controle neuromotor; e à instrumentação em Biomecânica. Editor Chefe do periódico: Revista CPAQV. Coordena cursos de Pós Graduação nas áreas: ciências do movimento humano (fitness, esporte, wellness, ortopedia, reabilitação) em todo o Brasil.

Prof. Me. Ricardo Pablo Passos: Mestre e Doutorando em Ciências do Movimento Humano pela Universidade Metodista de Piracicaba (UNIMEP). Pesquisa Inteligência Artificial para a análise do movimento humano. Autor de Artigos, Livros e capítulos de livros. Editor Gerente da Revista Centro de Pesquisa Avançadas em Qualidade de Vida (CPAQV). Membro do Núcleo de Pesquisas em Biomecânica Ocupacional e Qualidade de Vida certificado pelo CNPq/Unimep. Atualmente Coordenador e professor dos cursos de Educação Física e Nutrição na Faculdade Anhanguera - AEDU/Sumaré

Prof. Me. Alexandre Freitas de Carvalho: Graduado em Educação Física pela Universidade Federal de Goiás-UFG. Mestre em Educação Física pela Unimep; Especialista em Treinamento Esportivo pela Faculdade do Noroeste de Minas-FINOM; Especialista em Gestão Educacional pela Universidade Federal de Santa Maria-UFSM; Especialista em Gerontologia pela Universidade Federal do Tocantins-UFT; Especialista em Educação Física Escolar pela Faculdade Albert Einstein-FALBE. Membro do Núcleo de Pesquisa em Biomecânica Ocupacional e Qualidade de Vida (NPBOQV/CNPq/UNIMEP). Atualmente docente efetivo no Instituto Federal de Goiás-IFG na cidade de Jataí-GO.

Prof. Me. Marcelo Francisco Rodrigues: Graduado em Educação Física pelo Centro Universitário das Faculdades Associadas de Ensino (UNIFAE); Especialista em Treinamento Desportivo pela UNIFMU; Mestre em Ciências da Nutrição; Metabolismo e Esporte, pela Faculdade de Ciências Aplicadas da UNICAMP de Limeira; Doutorando no curso de Ciências do Movimento Humano pela Universidade Metodista de Piracicaba (UNIMEP), atualmente é professor universitário, no Centro Universitário regional de Espírito Santo do Pinhal/SP e Unimogi - Mogi Guaçu/SP.

Prof. Esp. Gustavo Tanaka Zelaga: licenciado em Educação Física (2003), fundador e idealizador da empresa Estúdio Personale (2003), especializado em Psicomotricidade Relacional (2005) e formado em Fisioterapia (2020). Empresário da área da saúde há 18 anos atuando com avaliação física, personal trainer, pilates, treinamento funcional e com experiência na área escolar. Integrante do grupo de pesquisas de Ciência do Movimento Humano (2021).

Prof. Me. José Ricardo Lourenço de Oliveira: Doutorando em Ciências do Movimento Humano, UNIMEP - SP, Mestrado em Ciências Sociais Aplicadas, UEPG - PR, Professor de Educação Física, Engenheiro de Produção, Engenheiro de Segurança do Trabalho, Coeditor e Parecerista ad hoc de Periódico Científico, Organizador dos Livros Qualidade de Vida, Esporte e Sociedade (séries 2 e 3), Biomecânica Ocupacional, O Esporte Que Tu Praticas fala muito Sobre a Cidade que Tu Habitas, Percepções do Estresse e Qualidade de Vida (Qualidade de Vida e Saúde Livro 1), Reflexões sobre as Políticas Públicas para o Esporte. Pesquisador e membro do Núcleo de Pesquisa em Biomecânica Ocupacional e Qualidade de Vida – Unimep.

Prof. Dra. Heleise Faria dos Reis de Oliveira: Doutora em Ciências do Movimento Humano pela Universidade Metodista de Piracicaba (UNIMEP). Autora de Artigos, Livros e capítulos de livros. Pesquisadora e Membro do Núcleo de Pesquisas em Biomecânica Ocupacional e Qualidade de Vida. Parecerista ad hoc de revistas nacionais e internacionais. Coordenadora do Grupo de pesquisa - Saúde, Exercício e Qualidade de Vida. Docente da UEPG - Universidade Estadual de Ponta Grossa.

Prof. Me. Adriano de Almeida Pereira: Graduado em Educação Física licenciatura plena - Escola Superior de Educação Física de Muzambinho - ESEFM; Especialista em treinamento resistido e personal training - Escola Superior de Educação Física de Muzambinho - ESEFM; Especialista em fisiologia do exercício pelo Centro de Estudos de Fisiologia do Exercício da Universidade federal de São Paulo (CEFE/Unifesp - EPM); Mestre em Educação Física pela Universidade Metodista de Piracicaba (UNIMEP); Doutorando em Ciências do Movimento Humano pela Universidade Metodista de Piracicaba (UNIMEP).

Prof. Me. Braúlio Nascimento Lima - Graduado em Licenciatura Plena em Educação Física pela Universidade do Estado do Pará (UEPA) Especialista em Biomecânica, Avaliação Física e Prescrição de Exercícios pelas Faculdades Metropolitanas Unidas (FMU) Mestre em Educação Física pela Universidade Metodista de Piracicaba (UNIMEP) Docente e Coordenador de Curso na Faculdade Conhecimento e Ciência (FCC/Belém-PA).